Ranjita Singh
Sarita Yadav

Exodontia

Ranjita Singh
Sarita Yadav

Exodontia

ScienciaScripts

Imprint

Any brand names and product names mentioned in this book are subject to trademark, brand or patent protection and are trademarks or registered trademarks of their respective holders. The use of brand names, product names, common names, trade names, product descriptions etc. even without a particular marking in this work is in no way to be construed to mean that such names may be regarded as unrestricted in respect of trademark and brand protection legislation and could thus be used by anyone.

Cover image: www.ingimage.com

This book is a translation from the original published under ISBN 978-620-7-47090-7.

Publisher:
Sciencia Scripts
is a trademark of
Dodo Books Indian Ocean Ltd. and OmniScriptum S.R.L publishing group

120 High Road, East Finchley, London, N2 9ED, United Kingdom
Str. Armeneasca 28/1, office 1, Chisinau MD-2012, Republic of Moldova, Europe
Printed at: see last page
ISBN: 978-620-7-33891-7

ÍNDICE DE CONTEÚDOS

INTRODUÇÃO

Uma **extração dentária** (também referida como **extração de dentes, exodontia, exodontia** ou, informalmente, **arrancamento de dentes**) é a remoção de dentes do alvéolo dentário (cavidade) no osso alveolar. As extracções são realizadas por uma grande variedade de razões, mas mais frequentemente para remover dentes que se tornaram irremediáveis devido a cáries, doença periodontal ou traumatismo dentário, especialmente quando estão associados a dores de dentes. Por vezes, os dentes do siso impactados (dentes do siso que estão presos e não conseguem crescer normalmente na boca) causam infecções recorrentes na gengiva (pericoronite) e podem ser removidos quando outros tratamentos conservadores falharam (limpeza). Em ortodontia, se os dentes estiverem apinhados, podem ser extraídos dentes saudáveis (frequentemente bicúspides) para criar espaço para que o resto dos dentes possa ser endireitado.

PROCEDIMENTO

As extracções podem ser classificadas em não cirúrgicas (simples) e cirúrgicas, dependendo do tipo de dente a ser removido e de outros factores.

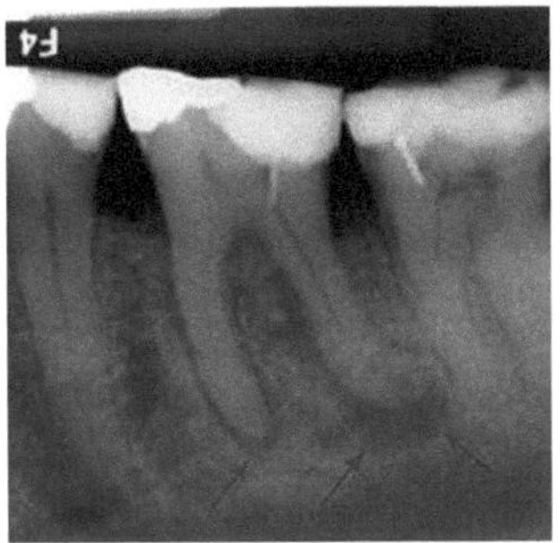

Uma imagem de raio-X dentário (radiografia) que mostra a forma e o número de raízes dos molares que não podem ser observados diretamente na boca.

Avaliação e inquéritos especiais

Deve ser realizada uma anamnese exaustiva para descobrir o historial de dor do dente, o historial médico do doente e o historial de extracções difíceis anteriores. O dente deve ser avaliado clinicamente, ou seja, verificado visualmente pelo dentista. As radiografias pré-extração nem sempre são necessárias, mas são frequentemente realizadas para confirmar o diagnóstico e, consequentemente, o plano de tratamento adequado. As radiografias também ajudam a visualizar a forma e o tamanho das raízes, o que é benéfico para o planeamento da extração. Todas estas informações ajudarão o dentista a prever quaisquer dificuldades e, por conseguinte, a preparar-se adequadamente.

Obtenção do consentimento do doente

Para obter o consentimento do doente para a extração do dente, o dentista deve explicar: outras opções de tratamento disponíveis, o que está envolvido no procedimento de extração dentária, os potenciais riscos do procedimento e os benefícios do procedimento. O processo de obtenção de consentimento deve ser documentado nas notas clínicas.

Administrar anestesia local

Antes de extrair um dente, o dentista aplica anestesia local para garantir que o dente e os tecidos circundantes ficam dormentes antes de iniciar a extração.[2] Existem várias técnicas para conseguir o entorpecimento do dente, incluindo

• infiltração - a injeção contendo anestésico local é administrada na gengiva perto da ponta da raiz do dente a extrair. Isto permite que o anestésico local penetre através do osso, atingindo eventualmente o feixe nervoso do dente a extrair.[2]

• Bloqueio do nervo - a injeção contendo anestésico local é administrada a um ramo anterior de um nervo. Por exemplo, o bloqueio do nervo alveolar inferior pode ser utilizado para anestesiar todos os dentes inferiores.

Os dois anestésicos locais mais utilizados no Reino Unido são a lidocaína e a articaína.[3] Antes da injeção, pode ser aplicado na gengiva um gel ou creme anestésico tópico, como a lidocaína ou a

benzocaína, para adormecer o local da injeção até alguns milímetros
de profundidade.[2] Isto deve reduzir o desconforto sentido durante a
injeção, ajudando assim a reduzir a ansiedade do doente.

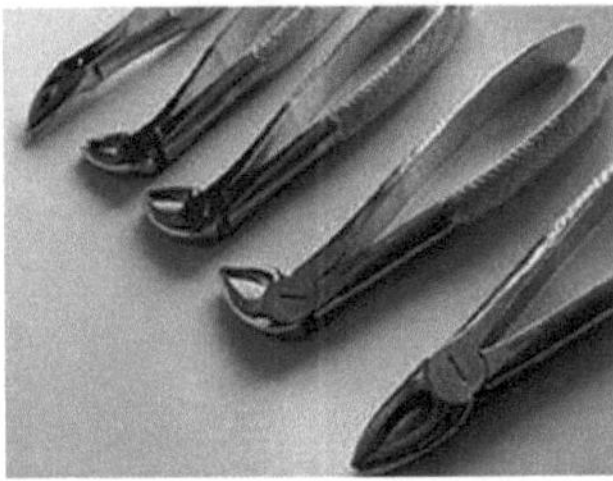

Fórceps de extração dentária.

Remoção do dente

Durante a extração, são utilizados vários instrumentos para ajudar e
facilitar a remoção do dente, tentando ao mesmo tempo traumatizar
minimamente os tecidos para permitir uma cicatrização mais rápida.
As pinças de extração são normalmente utilizadas para remover
dentes. Existem fórceps com diferentes formas, consoante o tipo de
dente a remover, o lado da boca (esquerdo ou direito) em que se
encontra e se é um dente superior ou inferior. O bico do fórceps deve
agarrar-se firmemente à raiz do dente antes de ser aplicada pressão ao
longo do eixo longo do dente em direção à raiz. Geralmente, enquanto
se mantém a pressão para baixo, tenta-se mover o dente para o lado da
bochecha (vestibular) e depois na direção oposta (palatina ou lingual)
para soltar o dente do seu alvéolo. Para a extração de molares
inferiores, pode ser utilizado um movimento de "figura de oito".

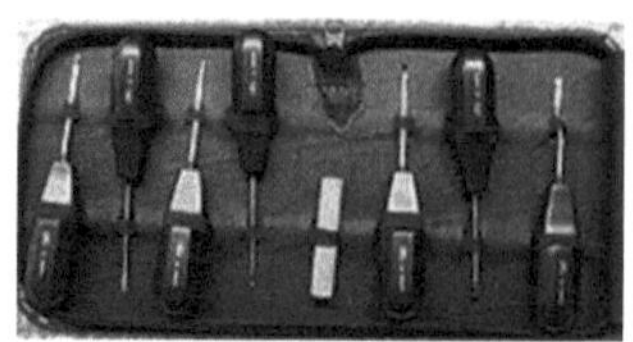

Luxadores dentários.

Os instrumentos utilizados são resumidos a seguir:

Nome	Tipo de instrumento	Utilização	Área de utilização	Características únicas
Luxador	Luxador	Rasgar a PDL à volta do dente	Em qualquer lugar	Lâmina afiada
Coupland	Elevador	expandir a base e levantar	Em qualquer lugar	Numerados de 1 a 3, do mais estreito ao mais largo
Warrick James	Elevador	Expandir o alvéolo e levantar o dente	Em qualquer lugar	Direita esquerda e reta
Chorões	Elevador	Expandir o alvéolo e levantar o dente	Em qualquer lugar	Direita e esquerda com pontas afiadas
Reta superior	Forcep	Remover dentes	Canino superior a canino	Pega reta
Anterior superior	Forcep	Remover dentes	Anteriores e pré-molares superiores	
Molar superior	Forcep	Remover dentes	1º/2º/3º molares superiores	Uma extremidade pontiaguda para envolver a furca bucal
Baioneta superior	Forcep	Remover dentes	3º molar superior	Cabo e ponta curvos para alcançar os terceiros molares
Raiz superior	Forcep	Remover dentes	Raízes superiores retidas/fracturadas	Pontas estreitas

Chifre de vaca	Forcep	Remover dentes	Molares inferiores	Pontas finas para envolver a furca dos molares partidos
Anterior inferior	Forcep	Remover dentes	Anteriores e pré-molares inferiores	Pega com curvatura de 90 graus
molar inferior	Forcep	Remover dentes	1º/2º/3º molares inferiores	2 pontas do bico para engatar as furcações
Raiz inferior	Forcep	Remover dentes	Raízes inferiores retidas/fracturadas	Pontas estreitas para envolver as raízes

Em termos de posicionamento do operador durante a remoção de um dente, o doente é colocado mais em decúbito dorsal quando se extrai um dente superior e mais na vertical quando se extrai um dente inferior. Isto destina-se a permitir a visão direta do operador durante o procedimento. Um operador destro coloca-se à frente do doente e à sua direita quando extrai um dente superior ou um dente inferior esquerdo. Os elevadores dentários podem ser utilizados para auxiliar a remoção de dentes. Existem vários tipos disponíveis com diferentes formas. As suas extremidades de trabalho são concebidas para encaixar no espaço entre o dente e o osso do alvéolo. Os movimentos de rotação são então efectuados para desalojar o dente do alvéolo. Outro instrumento de aspeto semelhante mas mais afiado que pode ser utilizado é um luxador; este instrumento pode ser utilizado suavemente e com grande cuidado para cortar o ligamento entre o dente e o seu alvéolo ósseo (ligamento periodontal).

Conseguir a hemostase

Mordendo um pedaço de gaze esterilizada sobre o alvéolo cirúrgico, a ferida será pressionada com firmeza. Além disso, o doente deve ser impedido de comer e beber alimentos quentes nas primeiras 24 horas. A utilização de palhinhas para beber também é proibida, devido aos efeitos negativos da A pressão que pode produzir levará à remoção de um coágulo recém-formado do alvéolo. A origem de qualquer hemorragia pode ser de tecidos moles (gengiva e mucosa) ou de tecidos duros (o alvéolo ósseo). A hemorragia dos tecidos moles pode ser controlada por vários meios, incluindo a sutura da ferida (pontos) e/ou a utilização de agentes químicos como o ácido tranexâmico, o sulfato férrico e o nitrato de prata. A hemorragia óssea pode ser estancada utilizando gaze hemostática e cera de osso.[5] Outros meios de obter hemostasia incluem o electrocautério.

Razões

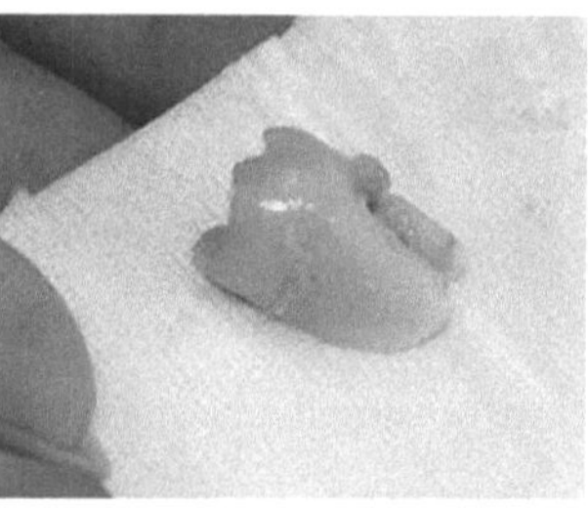

Dente do siso extraído que estava impactado horizontalmente

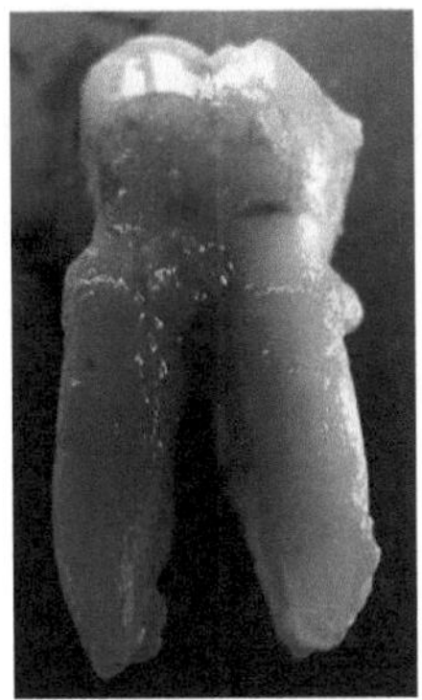

Dente extraído

Médico-dentista

• Cárie dentária grave ou infeção (abcesso alveolar agudo ou crónico, como o abcesso periapical - acumulação de material infetado [pus] que se forma na ponta da raiz de um dente). Apesar da redução da prevalência mundial da cárie dentária, esta continua a ser a razão mais comum para a extração de dentes (não terceiros molares), sendo responsável por até dois terços das extracções.

• Doença gengival grave, que pode afetar os tecidos de suporte e as estruturas ósseas dos dentes.

• Tratamento de dentes do siso impactados sintomáticos, por exemplo, que estão associados a pericoronite, cáries não restauráveis ou quistos.

• Remoção profiláctica de dentes do siso impactados assintomáticos. Historicamente, muitos terceiros molares impactados assintomáticos eram removidos, no entanto, tanto as autoridades de saúde americanas como as britânicas fornecem atualmente orientações sobre a indicação para a remoção dos terceiros molares.[8] A Associação Americana de Saúde Pública, por exemplo, adoptou uma política, Oposição à remoção profilática dos terceiros molares (dentes do siso), devido ao grande número de lesões resultantes de extracções desnecessárias.

• Dentes supranumerários que estão a bloquear a entrada de outros dentes.

• Dentes suplementares ou malformados.

• Dentes fracturados.

• Dentes na linha de fratura do osso maxilar

• Dentes que não podem ser restaurados endodonticamente.

• Próteses; dentes que prejudicam a adaptação ou o aspeto das dentaduras.

• A radioterapia da cabeça e do pescoço, para tratar e/ou gerir tumores, pode exigir a extração de dentes, antes ou depois dos tratamentos de radiação.

• Custo mais baixo, em comparação com outros tratamentos.

• Extração clinicamente desnecessária como forma de tortura física.

• Era uma prática comum remover os dentes da frente de pacientes psiquiátricos institucionalizados que tinham um historial de morder.

ORTODONTIA

• Em preparação para o tratamento ortodôntico (aparelho dentário). As extracções são normalmente necessárias antes da realização do tratamento ortodôntico, para criar espaço para os dentes apinhados serem movidos. Os dentes pré-molares são os dentes mais frequentemente extraídos para este fim.

Estética

• Cosmética: para remover dentes com mau aspeto, inadequados para restauração.

Tipos

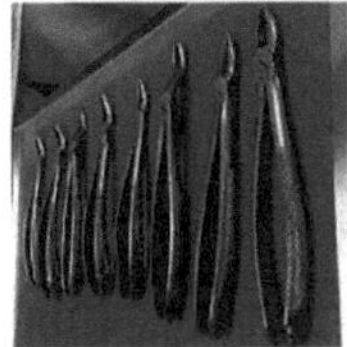

Fórceps de extração dentária normalmente utilizados em dentes da arcada maxilar As extracções são frequentemente classificadas como "simples" ou "cirúrgicas".

As extracções simples são realizadas em dentes visíveis na boca, normalmente com o paciente sob anestesia local, e requerem apenas a utilização de instrumentos para elevar e/ou agarrar a parte visível do dente. Normalmente, o dente é levantado com um elevador e, com uma pinça dentária, são efectuados movimentos específicos do dente (por exemplo, balançar o dente para a frente e para trás), expandindo a cavidade dentária. Quando o ligamento periodontal estiver rompido e o osso alveolar de suporte tiver sido adequadamente alargado, o dente pode ser removido. Normalmente, quando os dentes são removidos com fórceps, é aplicada uma pressão lenta e constante com força controlada.

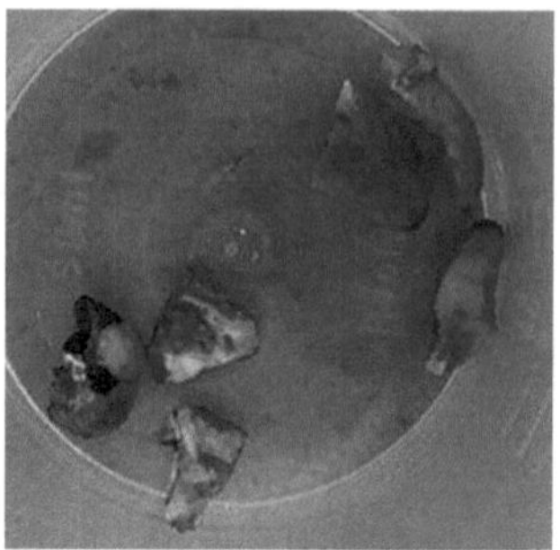

Molar cortado durante a extração cirúrgica - a curvatura das três raízes (canto superior direito) impediu a extração simples

As extracções cirúrgicas implicam a remoção de dentes que não podem ser facilmente acedidos ou removidos através de uma extração simples, por exemplo, porque se partiram sob a gengiva ou porque não erupcionaram completamente, como é o caso de um dente do siso impactado. As extracções cirúrgicas requerem quase sempre uma incisão. Numa extração cirúrgica, o dentista pode elevar os tecidos moles que cobrem o dente e o osso, e pode também remover parte do osso maxilar sobrejacente e/ou circundante com uma broca ou, menos frequentemente, com um instrumento chamado osteótomo. Frequentemente, o dente pode ser dividido em várias partes para facilitar a sua remoção.

Os riscos comuns após qualquer extração incluem dor, inchaço, hemorragia, nódoas negras, infeção, trismo (não ser capaz de abrir o dente tão bem como o normal) e alvéolo seco. Existem riscos adicionais associados à extração cirúrgica dos dentes do siso, em particular: danos permanentes ou temporários no nervo alveolar inferior +/- nervo lingual, causando dormência permanente ou temporária, formigueiro ou alteração da sensação no lábio, queixo +/- língua.

Procedimento cirúrgico

1. As incisões são efectuadas a toda a espessura através da mucosa e do periósteo até ao osso. Em geral, o retalho é estendido de um dente atrás do dente em causa para um dente à frente, incluindo a papila interdentária.

2. É efectuada uma incisão de alívio anterior que se estende até ao sulco. Este desenho de retalho é chamado de "dois lados". Um retalho de "três lados" inclui uma incisão adicional de alívio posterior.

3. O retalho é levantado utilizando o elevador periosteal para expor a área de interesse.

4. O retalho é mantido fora do caminho com um instrumento, como um retractor de ancinho.

5. Uma pequena calha de osso é perfurada à volta do dente para criar espaço no qual se pode obter um ponto de aplicação para os instrumentos. É importante que seja utilizada uma quantidade abundante de soro fisiológico para arrefecer o osso durante este processo.

6. O dente em causa pode ser removido utilizando uma combinação de luxadores, elevadores e pinças de extração.

7. Qualquer osso pontiagudo é alisado e a ferida é irrigada com soro fisiológico.

8. O retalho é reposicionado e suturado no local.

Considerações pré-extração

Utilização de anticoagulantes/antiplaquetas

Os anticoagulantes são medicamentos que interferem com a cascata de coagulação. Os antiplaquetários são medicamentos que interferem com a agregação plaquetária. Estes medicamentos são prescritos em determinadas condições/situações médicas para reduzir o risco de um evento tromboembólico. Com isso, há um risco maior de sangramento. Historicamente, o anticoagulante varfarina (pertencente ao grupo de medicamentos denominados cumarinas) e os antiplaquetários, como a aspirina ou o clopidogrel, eram habitualmente prescritos nestas circunstâncias. No entanto, embora estes medicamentos continuem a ser utilizados, os novos medicamentos antiplaquetários (por exemplo, ticagrelor) e anticoagulantes (por exemplo, rivaroxabano, apixabano e dabigatrano) estão a ser utilizados com maior frequência. Ao considerar o tratamento dentário (incluindo extracções dentárias), é necessário seguir orientações/precauções diferentes, dependendo do medicamento prescrito e das circunstâncias individuais do doente. O Scottish Dental Clinical Effectiveness Programme (SDCEP) (Programa Escocês de Eficácia Clínica Dentária) fornece excelentes orientações sobre este assunto.

Prescrição de antibióticos

As circunstâncias individuais de cada doente devem ser avaliadas antes da utilização de antibióticos para reduzir os riscos de determinadas complicações pós-extração. Existem provas de que a utilização de antibióticos antes e/ou após a extração de um dente do siso impactado reduz o risco de infecções em 66% e diminui a incidência de alvéolos secos em um terço. Por cada 19 pessoas que são tratadas com um antibiótico após a extração de um dente do siso impactado, é evitada uma infeção. O uso de antibióticos não parece ter um efeito direto na manifestação de febre, inchaço ou trismo sete dias após a extração. Na revisão Cochrane de 2021, foram analisadas 23 experiências aleatórias duplamente cegas e, após considerar o risco de enviesamento associado a estes estudos, concluiu-se que existe evidência global moderada que apoia o uso rotineiro de antibióticos na prática, a fim de reduzir o risco de infeção após a extração de um terceiro molar. Subsistem ainda preocupações razoáveis relativamente aos possíveis efeitos adversos do uso indiscriminado de antibióticos nos pacientes. Existem também preocupações quanto ao desenvolvimento de resistência aos antibióticos, o que desaconselha a utilização de antibióticos profilácticos na prática.

Avaliação do risco de lesões nervosas

O nervo alveolar inferior (NIA), um ramo do nervo trigémeo (nervo craniano V), é um nervo que atravessa a mandíbula (maxilar inferior) e fornece sensações a todos os dentes inferiores, ao lábio e ao queixo.

Os dentes inferiores e, em particular, os dentes do siso inferiores podem, portanto, estar muito próximos deste nervo. A lesão do nervo alveolar inferior é um risco da remoção do dente do siso inferior (e de outros procedimentos cirúrgicos na mandíbula). Isto significa que existe um risco de dormência temporária ou permanente ou de alteração da sensibilidade do lábio +/- queixo no lado em que a cirurgia está a ser efectuada. Por conseguinte, para avaliar este risco e informar o doente, a posição do nervo alveolar inferior em relação a um dente do siso inferior tem de ser avaliada radiograficamente antes da extração. A proximidade da raiz ao canal pode ser avaliada radiograficamente e existem vários factores que podem indicar um risco elevado de lesão do nervo:

• Escurecimento da raiz do dente no local onde atravessa o canal
• Desvio do canal
• Estreitamento das raízes
• Perda da lâmina dura do canal
• Área justa apical: uma radiolucência associada à raiz do dente que não é causada por infeção periapical

O nervo lingual também pode ser danificado (temporária ou permanentemente) durante procedimentos cirúrgicos na mandíbula, em particular a remoção do dente do siso inferior. Esta situação apresenta-se como dormência temporária ou permanente/alteração da sensação/alteração do paladar no lado da língua (lado correspondente ao lado da cirurgia).

Cicatrização pós-extração

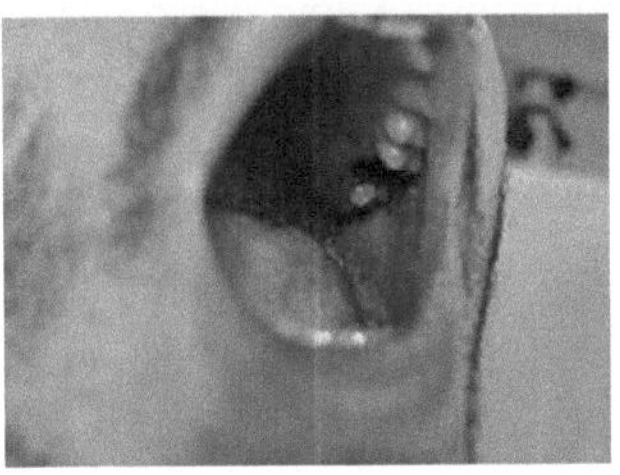

Exodontia do primeiro molar, uma hora depois

Gestão imediata

Imediatamente após a remoção de um dente, é muito comum ocorrer hemorragia ou exsudação. A pressão é aplicada pelo paciente ao morder uma compressa de gaze e forma-se um trombo (coágulo de sangue) no alvéolo (resposta hemostática). As medidas hemostáticas comuns incluem a aplicação de pressão local com gaze e a utilização de celulose oxidada (gelfoam) e selante de fibrina. Os médicos dentistas têm normalmente à disposição gaze absorvente, material de embalagem hemostático (celulose oxidada, esponja de colagénio) e kit de sutura. Por vezes, são necessários 30 minutos de pressão contínua para parar totalmente a hemorragia.

Complicações

A fala, que move a mandíbula e, consequentemente, remove a pressão aplicada no alvéolo, em vez de manter uma pressão constante, é uma razão muito comum para a hemorragia não parar. As coagulopatias (distúrbios da coagulação, por exemplo, hemofilia) são por vezes descobertas pela primeira vez se uma pessoa não tiver sido submetida a qualquer outra intervenção cirúrgica na sua vida, mas isto é raro. Por vezes, o coágulo sanguíneo pode ser deslocado, desencadeando mais hemorragias e a formação de um novo coágulo sanguíneo, ou levando a uma alvéolo seco (ver complicações). Alguns cirurgiões orais raspam habitualmente as paredes de um alvéolo cirúrgico para incentivar a hemorragia, na convicção de que isto reduzirá a possibilidade de alvéolo seco, mas não há provas de que esta prática funcione. A complicação mais grave da cicatrização pós-extração é a cicatrização lenta ou interrompida causada pelos efeitos adversos da utilização de bifosfonatos que podem causar osteocemonecrose do osso.

Processo de cura

A possibilidade de novas hemorragias diminui à medida que a cicatrização progride, sendo improvável após 24 horas. O coágulo de sangue é coberto por células epiteliais que proliferam a partir da mucosa gengival das margens do alvéolo, demorando cerca de 10 dias a cobrir totalmente o defeito. No coágulo, os neutrófilos e os macrófagos estão envolvidos numa resposta inflamatória. Segue-se a fase proliferativa e de síntese, caracterizada pela proliferação de células osteogénicas da medula óssea adjacente no osso alveolar. A formação óssea inicia-se cerca de 10 dias após a extração do dente. Após 10-12 semanas, o contorno do alvéolo já não é visível numa imagem de raio-X. A remodelação óssea, à medida que o alvéolo se adapta ao estado edêntulo, ocorre a longo prazo, à medida que o processo alveolar é lentamente reabsorvido. Nos dentes posteriores maxilares, o grau de pneumatização do seio maxilar também pode aumentar à medida que o assoalho antral se remodela.

Gestão pós-extração

Instruções pós-operatórias

As instruções pós-operatórias após extracções dentárias podem ser fornecidas para encorajar a cicatrização do alvéolo e prevenir o aparecimento de complicações pós-operatórias. Os conselhos abaixo indicados são normalmente dados verbalmente e podem ser complementados com instruções por escrito. Verificou-se que a combinação de ambos os métodos de fornecimento reduz a gravidade da dor sentida pelos doentes após a extração e resulta em níveis mais elevados de satisfação do doente em comparação com as instruções pós-operatórias verbais isoladas.

Conselhos gerais

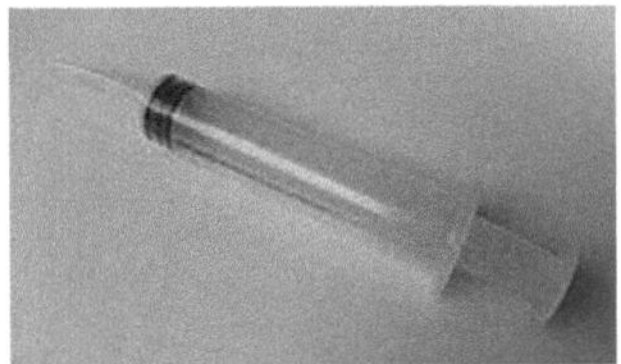

Seringa com ponta curva para limpeza da cavidade

Para favorecer a cicatrização após a extração de um dente, podem ser recomendados os seguintes produtos

• Evitar explorar o alvéolo dentário com a língua, o dedo ou a escova de dentes - caso contrário, isso pode perturbar a formação do coágulo

• Evitar enxaguar a boca durante 24 horas para evitar a deslocação do coágulo de sangue. Passadas as 24 horas, utilizar elixires salgados quentes, especialmente após as refeições, para manter a ferida limpa. Os doentes podem ser aconselhados a utilizar uma seringa de plástico com uma curva
para limpar os alvéolos durante o processo de cicatrização, embora a s provas da eficácia desta prática sejam limitadas.

• Evitar o consumo de álcool durante pelo menos 24 horas

• Tente relaxar durante o resto do dia, evitando actividades extenuantes que causem um aumento da pressão arterial, uma vez que isso pode perturbar a formação do coágulo

• Durante alguns dias, adotar uma dieta composta por alimentos moles

GESTÃO DA DOR

Existem muitas terapias medicamentosas disponíveis para o controlo da dor após extracções de terceiros molares, incluindo AINEs (anti-inflamatórios não esteróides), APAP (acetaminofeno) e formulações opióides. Embora cada um tenha a sua própria eficácia no alívio da dor, também apresentam efeitos adversos. De acordo com dois médicos, as combinações de ibuprofeno-APAP têm a maior eficácia no alívio da dor e na redução da inflamação, juntamente com o menor número de efeitos adversos. Tomar qualquer um destes agentes isoladamente ou em combinação pode ser contraindicado em pessoas com determinadas condições médicas. Por exemplo, tomar ibuprofeno ou qualquer AINE em conjunto com varfarina (um anticoagulante) pode não ser adequado. Além disso, o uso prolongado de ibuprofeno ou APAP tem riscos gastrointestinais e cardiovasculares. Existem provas de elevada qualidade de que o ibuprofeno é superior ao paracetamol no controlo da dor pós-operatória.

Preservação de soquetes

A preservação do alvéolo ou do rebordo alveolar (ARP) é um procedimento para reduzir a perda óssea após a extração de um dente, de modo a preservar o alvéolo dentário (alvéolo do dente) no osso alveolar. No momento da extração, é colocada na ferida uma membrana de fibrina rica em plaquetas (PRF) que contém elementos que aumentam o crescimento ósseo, ou é colocado um material de enxerto ou um suporte no alvéolo do dente extraído.

Hemorragia pós-extração

A hemorragia pós-extração é a hemorragia que ocorre 8-12 horas após a extração do dente. É normal que a hemorragia ocorra até 30 minutos após a extração. Se ocorrer uma hemorragia pós-extração, as orientações do Reino Unido recomendam que se morda um pedaço de gaze húmida durante, pelo menos, 20 minutos, sentado numa posição vertical. É importante que a gaze esteja húmida, mas não encharcada, para evitar perturbar a formação do coágulo e, consequentemente, induzir uma hemorragia de retorno. Se o alvéolo continuar a sangrar, recomenda-se que repita o processo com um novo pedaço de gaze húmida durante 20 minutos. Se ambas as tentativas não conseguirem estancar a hemorragia, é aconselhável procurar aconselhamento profissional.

Factores

Vários factores contribuem para a hemorragia pós-extração.

Factores locais

- Laceração de vasos sanguíneos
- Hemorragia óssea do canal nutritivo/vasos centrais
- Inflamação
- Infeção
- Extração traumática
- Incumprimento das instruções pós-extração por parte do doente

Factores sistémicos

• Problema com as plaquetas

• Perturbação da coagulação/ fibrinólise excessiva

• Problemas hereditários/induzidos por medicamentos

Tipo de hemorragia

1.Hemorragia primária prolongada

Este tipo de hemorragia ocorre durante/imediatamente após a extração, porque a hemostase verdadeira não foi alcançada. É normalmente controlada por técnicas convencionais, como a aplicação de compressas ou agentes hemostáticos na ferida.

2.Hemorragia reactiva

Este tipo de hemorragia começa 2 a 3 horas após a extração do dente, como resultado da cessação da vasoconstrição. Pode ser necessária uma intervenção sistémica.

3.Hemorragia secundária

Este tipo de hemorragia começa normalmente 7 a 10 dias após a extração, e deve-se provavelmente a uma infeção que destrói o coágulo sanguíneo ou ulcera os vasos locais.

Intervenções

Não existem provas claras de ensaios clínicos que comparem os efeitos de diferentes intervenções para o tratamento da hemorragia pós-extração. Tendo em conta a falta de provas fiáveis, os médicos devem utilizar a sua experiência clínica para determinar os meios mais adequados para tratar esta condição, dependendo dos factores relacionados com o doente.

Complicações

- Infeção: O dentista pode optar por prescrever antibióticos no pré e/ou pós-operatório se determinar que o doente corre o risco de contrair uma infeção.[40]

- Hemorragia prolongada: O dentista tem uma variedade de meios à sua disposição para tratar a hemorragia; no entanto, pequenas quantidades de sangue misturado na saliva após a extração são normais, mesmo até 72 horas após a extração. Normalmente, no entanto, a hemorragia pára quase completamente nas oito horas seguintes à cirurgia, com apenas quantidades minúsculas de sangue misturado com saliva a sair da ferida. Uma compressa de gaze reduzirá significativamente a hemorragia num período de algumas horas.

Exemplo de inchaço pós-operatório após extracções de terceiros molares (dentes do siso).

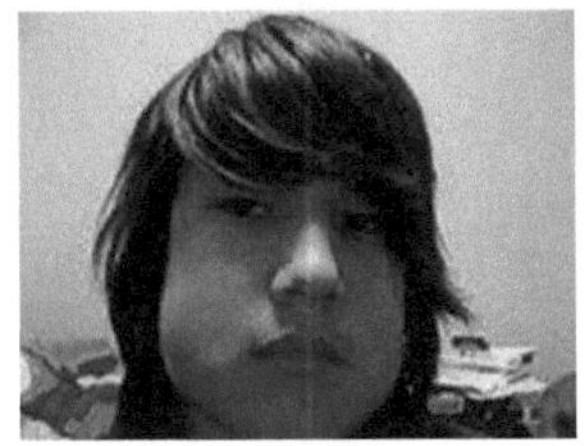

- Inchaço: Muitas vezes ditado pela quantidade de cirurgia efectuada para extrair um dente (por exemplo, insulto cirúrgico aos tecidos, tanto duros como moles, que rodeiam um dente). Geralmente, quando um retalho cirúrgico tem de ser elevado (ou seja, o periósteo que cobre o osso é assim lesado), ocorrerá um inchaço ligeiro a moderado. Um retalho de tecidos moles mal cortado, por exemplo, em que o periósteo é arrancado em vez de ser elevado de forma limpa do osso subjacente, aumentará frequentemente esse inchaço. Da mesma forma, quando o osso tem de ser removido com uma broca, é provável que ocorra mais inchaço.

- Equimoses: As nódoas negras podem ocorrer como uma complicação após a extração de dentes. As nódoas negras são mais comuns em pessoas idosas ou em pessoas que tomam aspirina ou esteróides. Pode demorar semanas até que as nódoas negras desapareçam completamente.

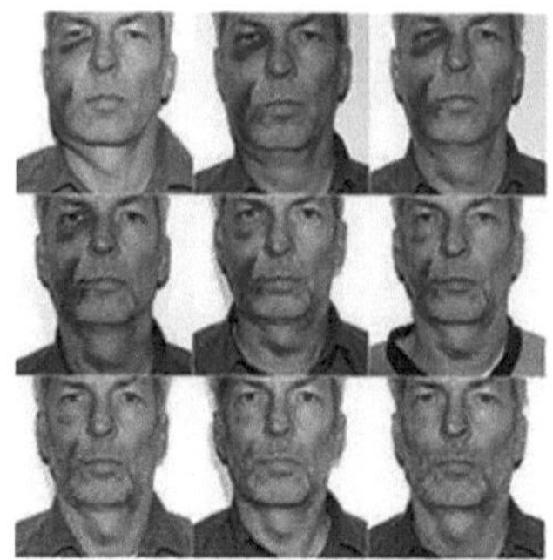

Recuperação de inchaço e hematomas ao longo do tempo

- Exposição do seio maxilar e comunicação oral-antral: Pode ocorrer durante a extração dos molares superiores (e, em alguns doentes, dos pré-molares superiores). O seio maxilar situa-se diretamente acima das raízes dos molares e pré-molares superiores. Existe um pavimento ósseo no seio, que divide a cavidade dentária do próprio seio. Este osso pode variar de espesso a fino, de dente para dente, de doente para doente. Em alguns casos, está ausente e a raiz está, de facto, no seio. Noutros casos, este osso pode ser removido com o dente, ou pode ser perfurado durante a extração cirúrgica. O médico normalmente menciona este risco aos pacientes, com base na avaliação de radiografias que mostram a relação do dente com o seio. A cavidade sinusal é revestida por uma membrana chamada membrana de Sniderian, que pode ou não estar perfurada. Se esta membrana for exposta após uma extração, mas permanecer intacta, ocorreu uma "sinusite exposta". No entanto, se a membrana for perfurada, trata-se de uma "comunicação sinusal". Estas duas condições são tratadas de forma diferente.

- No caso de uma comunicação sinusal, o dentista pode decidir deixar que esta cicatrize por si só ou pode necessitar de obter um encerramento primário através de cirurgia - dependendo da dimensão da exposição e da probabilidade de cicatrização do paciente. Em ambos os casos, é normalmente colocado um material reabsorvível chamado "gelfoam" no local da extração para promover a coagulação e servir de estrutura para a acumulação de tecido de granulação. Normalmente, os pacientes recebem prescrições de antibióticos que cobrem a flora bacteriana dos seios nasais, descongestionantes e instruções cuidadosas a seguir durante o período de cicatrização.

• Lesão do nervo: Este é um problema que ocorre principalmente com a extração de terceiros molares, mas pode ocorrer com a extração de qualquer dente se o nervo estiver próximo do local da cirurgia. Dois nervos são tipicamente preocupantes e encontram-se em duplicado (um esquerdo e um direito): 1. o nervo alveolar inferior, que entra na mandíbula no forame mandibular e sai da mandíbula nos lados do queixo a partir do forame mental. Este nervo fornece sensações aos dentes inferiores da metade direita ou esquerda da arcada dentária, bem como sensações tácteis à metade direita ou esquerda do queixo e do lábio inferior. 2. O nervo lingual (um direito e um esquerdo), que se ramifica a partir dos ramos mandibulares do nervo trigémeo e percorre o interior do osso maxilar, entrando na língua e fornecendo o sentido do tato e do paladar às metades direita e esquerda dos 2/3 anteriores da língua, bem como à gengiva lingual (ou seja, as gengivas na superfície interna da arcada dentária). Estas lesões podem ocorrer durante a elevação de dentes (normalmente o alveolar inferior), mas são mais frequentemente causadas por danos inadvertidos com uma broca cirúrgica. Essas lesões são raras e geralmente são temporárias, mas dependendo do tipo de lesão (ou seja, classificação de Seddon: neuropraxia, axonotmese e neurotmese), podem ser prolongadas ou mesmo permanentes.

• Deslocamento do dente ou parte do dente para o seio maxilar (apenas dentes superiores). Nestes casos, o dente ou fragmento de dente tem quase sempre de ser recuperado. Em alguns casos, a cavidade sinusal pode ser irrigada com soro fisiológico (lavagem antral) e o fragmento de dente pode ser trazido de volta ao local da abertura através da qual entrou no seio, podendo ser recuperado. Noutros casos, é necessário abrir uma janela para o seio na fossa canina - um procedimento designado por "Caldwell-Luc".

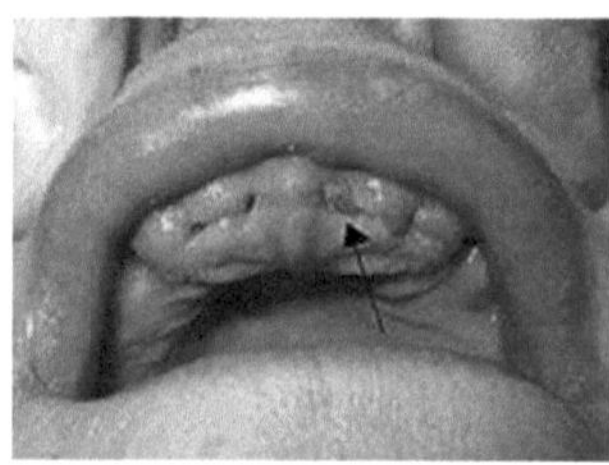

Osteíte alveolar de um alvéolo após extração dentária. Note-se a ausência de coágulo sanguíneo no alvéolo e o osso alveolar exposto.

• O alvéolo seco (osteíte alveolar) é um fenómeno doloroso que ocorre mais frequentemente alguns dias após a remoção dos dentes do siso mandibulares (inferiores). Ocorre normalmente quando o coágulo sanguíneo no local da extração do dente em cicatrização é interrompido. O mais provável é que a osteíte alveolar seja um fenómeno de inflamação dolorosa no interior do alvéolo dentário vazio, devido ao fornecimento relativamente fraco de sangue a esta área da mandíbula (o que explica porque é que o alvéolo seco não se verifica normalmente noutras partes da mandíbula). O osso alveolar inflamado, desprotegido e exposto ao ambiente oral após a extração do dente, pode ficar repleto de alimentos e detritos. O alvéolo seco provoca normalmente um aumento súbito e acentuado da dor que começa 2 a 5 dias após a extração de um molar mandibular, mais frequentemente o terceiro molar. Esta situação é muitas vezes extremamente desagradável para o paciente; o único sintoma do alvéolo seco é a dor, que muitas vezes irradia para cima e para baixo na cabeça e no pescoço. O alvéolo seco não é uma infeção e não está diretamente associado a inchaço porque ocorre inteiramente no interior do osso - é um fenómeno de inflamação, no interior do revestimento ósseo, de um alvéolo dentário vazio. Uma vez que a cavidade seca não é uma infeção, a utilização de antibióticos não tem qualquer efeito na sua taxa de ocorrência. Existem algumas evidências de que o enxaguamento com clorexidina antes ou depois da extração ou a colocação de gel de clorexidina nas cavidades dos dentes extraídos proporciona um benefício na prevenção da cavidade seca, mas os potenciais efeitos adversos da clorexidina têm de ser considerados.

• Fragmentos ósseos: Especialmente quando se trata de uma extração de molares, não é raro que os ossos que anteriormente suportavam o dente se desloquem e, em alguns casos, irrompam através das gengivas, apresentando arestas afiadas salientes que podem irritar a língua e causar desconforto. Este fenómeno distingue-se de um fenómeno semelhante, em que os fragmentos de osso ou de dente que sobraram da extração também podem sobressair através das gengivas. Neste último caso, os fragmentos saem normalmente por si próprios. No primeiro caso, as protuberâncias podem ser cortadas pelo dentista ou, eventualmente, o osso exposto irá erodir-se por si próprio.

• Fratura da tuberosidade do maxilar: Pode ocorrer especialmente durante extracções de molares.

Pode haver uma variedade de factores que causam esta situação, incluindo um molar único, extração na ordem errada, suporte alveolar inadequado, geminação patológica ou extensão do seio maxilar enfraquecendo a área.

• Trismo: O trismo, também conhecido como trismo, afecta as funções da cavidade oral ao restringir a abertura da boca. Foi efectuado um estudo clínico duplamente cego para testar o efeito de dois medicamentos diferentes no trismo pós-extração. Os doentes que receberam um corticosteroide por via intravenosa apresentaram um nível de trismo inferior, estatisticamente significativo, quando comparados com os doentes que receberam um AINE por via intravenosa ou nenhum medicamento.

• Perda de um dente: Se um dente extraído escorregar do fórceps, pode ser engolido ou inalado. O doente pode aperceber-se de que o engoliu, ou pode tossir, o que sugere a inalação do dente. Se não for possível encontrar o dente, o doente deve ser encaminhado para o hospital para efetuar uma radiografia ao tórax. Se o dente tiver sido engolido, não é necessária qualquer ação, uma vez que normalmente passa pelo canal alimentar sem

não causando qualquer dano. Mas se tiver sido inalado, é necessária uma operação urgente para o retirar das vias respiratórias ou dos pulmões antes que cause complicações graves, como pneumonia ou abcesso pulmonar.

• Luxação do dente adjacente: A aplicação de força durante o procedimento de extração deve ser estritamente limitada ao dente que requer a extração. A maioria dos casos de procedimentos de extração cirúrgica exige que as forças sejam desviadas do próprio dente para áreas como o osso que rodeia o dente, para garantir a remoção adequada do osso antes de prosseguir com o procedimento de extração. De qualquer forma, as forças aplicadas por vários instrumentos durante um procedimento cirúrgico simples ou complicado podem soltar os dentes presentes tanto à frente como atrás do dente, dependendo da direção do impacto e da localização da força aplicada, e isso só acontece se as forças forem desviadas do dente que precisa de ser extraído. Estas forças deletérias podem enfraquecer a ancoragem dos dentes adjacentes no interior do seu alvéolo ósseo e, por conseguinte, resultar no enfraquecimento dos dentes adjacentes.

• Extração do dente errado: Diagnóstico errado, morfologia dentária alterada, exame clínico incorreto, história do doente deficiente, extracções anteriores não detectadas/não mencionadas que podem predispor o operador a considerar outro dente como uma réplica do anteriormente extraído são algumas das causas da extração de um dente errado.

• Osteonecrose: A osteonecrose do maxilar é a destruição lenta do osso num local de extração. Um estudo de caso-controlo de 191 casos e 573 controlos foi utilizado para compreender a relação entre a osteonecrose do maxilar e a utilização prévia de medicamentos bisfosfonatos, que são normalmente prescritos para tratar a osteoporose. Todos os participantes tinham mais de 40 anos de idade, eram maioritariamente do sexo feminino e tomavam bisfosfonatos há seis meses ou mais. A presença de osteonecrose da mandíbula foi relatada pelo diagnóstico prévio dos dentistas nos registos médicos do caso participante e do paciente de controlo. Os relatórios mostraram que as mulheres que utilizaram bisfosfonatos durante mais de dois anos têm dez vezes mais probabilidades de sofrer de osteonecrose do maxilar, enquanto as mulheres que tomaram bisfosfonatos durante menos de dois anos têm quatro vezes mais probabilidades de sofrer de osteonecrose do maxilar em comparação com as mulheres que não tomaram bisfosfonatos. Por conseguinte, é extremamente importante comunicar ao dentista todos os medicamentos utilizados antes de uma extração, para que a osteonecrose possa ser evitada.

Extração atraumática

A extração atraumática é uma nova técnica para extrair dentes com o mínimo de trauma para o osso e tecidos circundantes. É especialmente útil em pacientes que são altamente susceptíveis a complicações como hemorragia, necrose ou fratura da mandíbula. Pode também preservar o osso para a posterior colocação de implantes. As técnicas envolvem o uso mínimo de fórceps, que danificam as paredes do alvéolo, baseando-se em luxadores, elevadores e sindesmotomia.

Opções de substituição para dentes em falta

Após a extração dentária, fica um espaço vazio. As opções para preencher esta lacuna são normalmente registadas como Bind, e a escolha é feita pelo dentista e pelo paciente com base em vários factores.

Opção de tratamento	Vantagens	Desvantagens
Ponte	Fixado aos dentes adjacentes	Normalmente, é necessário efetuar perfurações num ou em ambos os lados do espaço se se tratar de uma ponte convencional (duração média de cerca de 10 anos). Ponte conservadora (duração média de cerca de 5 anos) a preparação pode causar danos mínimos aos dentes adjacentes. Tratamento dispendioso e complexo, não adequado a todas as situações, por exemplo, grandes espaços na parte de trás da boca Alveolar o osso continuará a ser reabsorvido e, eventualmente, poderá aparecer uma lacuna sob a ponte.
Implante	Fixa-se ao osso maxilar. Mantém o osso alveolar, que de outra forma sofreria reabsorção. Normalmente, tem uma duração de vida longa.	Caro e complexo, requerendo um especialista. Pode envolver outros procedimentos, como enxertos ósseos. Relativamente contraindicado em fumadores de tabaco.
Dentadura	Muitas vezes um tratamento simples, rápido e relativamente barato em comparação com a ponte e o implante. Normalmente não é necessário perfurar outros dentes. É muito mais fácil substituir vários dentes por uma prótese do que colocar várias pontes ou implantes.	A prótese não é fixa na boca. Com o tempo, piora a doença periodontal, a menos que haja um bom nível de higiene oral, e pode danificar os tecidos moles. Potencial para uma reabsorção ligeiramente acelerada do osso alveolar em comparação com a ausência de prótese. Potencial de tolerância reduzida em pessoas com reflexo de vómito demasiado sensível, xerostomia, etc.

| Nada (ou seja, não substituir o dente em falta) | Muitas vezes a escolha deve-se ao custo de outro tratamento ou à falta de motivação para outros tratamentos. Parte de um plano de arcada dentária reduzida, que gira em torno do facto de que nem todos os dentes são necessários para comer confortavelmente, e apenas os incisivos e pré-molares precisam de ser preservados para uma função normal. Esta é normalmente a opção tomada se a razão da extração dentária se dever a dentes do siso impactados ou a ortodontia devido a espaço limitado. | O osso alveolar reabsorverá lentamente ao longo do tempo quando o dente for perdido. Potencial preocupação estética. Potencial de desvio e rotação dos dentes adjacentes para o interior da fenda ao longo do tempo. |

HISTÓRIA

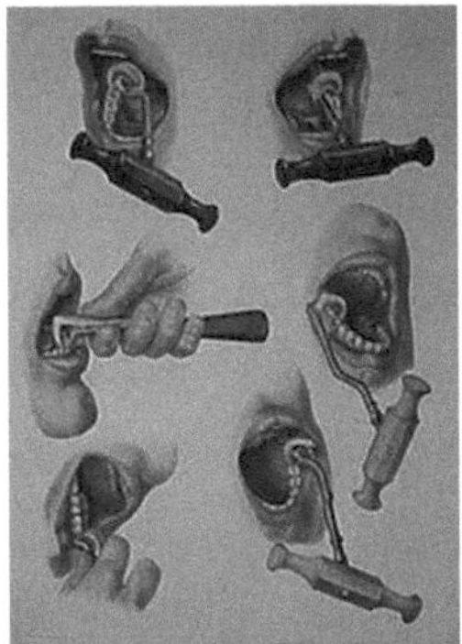

ilustração que demonstra a utilização da **chave dentária** para a
extração de dentes.

Historicamente, as extracções dentárias têm sido utilizadas para tratar
uma variedade de doenças. Antes da descoberta dos antibióticos, as
infecções crónicas dos dentes estavam frequentemente associadas a
uma série de problemas de saúde, pelo que a remoção de um dente
doente era um tratamento comum para várias condições médicas. Os
instrumentos utilizados para as extracções dentárias datam de há
vários séculos. No século XIV, Guy de Chauliac inventou o pelicano
dentário, que foi utilizado até ao final do século XVIII. O pelicano foi
substituído pela chave dentária que, por sua vez, foi substituída pelo
fórceps moderno no século XIX. Como as extracções dentárias podem
variar tremendamente em dificuldade, dependendo do paciente e do
dente, existe uma grande variedade de instrumentos para lidar com
situações específicas. Raramente, a extração dentária foi utilizada
como método de tortura, por exemplo, para obter confissões forçadas.

REFERÊNCIAS

1. Mark, Stiphon. "Fórceps de extração dentária". GerDentUSA. Jhon micheal.Recuperado em 2023-08-20.

2. Pedlar J, Frame JW (2001). Cirurgia oral e maxilofacial: um livro de texto baseado em objectivos. Edinburgh: Churchill Livingstone. ISBN 978-0-443-06017-5. OCLC 45708690.

3. Bartlett G, Mansoor J (fevereiro de 2016). "Infiltração bucal de articaína vs bloqueio dentário inferior de lidocaína - uma revisão da literatura". British Dental Journal. **220** (3): 117-120.

4. Wray D (2003). Textbook of General and Oral Surgery. Edinburgh: Churchill Livingston. pp. 208-211. ISBN 0443070830.

5. McCormick NJ, Moore UJ, Meechan JG (maio de 2014). "Hemostase. Parte 1: A gestão da hemorragia pós-extração". Atualização dentária. **41** (4): 290-2, 294-6.

6. Karagianis A (2016-03-22). Variantes de imagiologia da cabeça e do pescoço. McGraw Hill Professional

7. Zadik Y, Sandler V, Bechor R, Salehrabi R (novembro de 2008). "Análise dos factores relacionados com a extração de dentes tratados endodonticamente". Cirurgia Oral, Medicina Oral, Patologia Oral, Radiologia Oral e Endodontia. **106** (5): e31-e35.

8. Orientações sobre a extração de dentes do siso. Instituto Nacional de Excelência Clínica. 27 de março Arquivado de o original em 7 de abril de 2019. Recuperado em 15 de julho de 2019.

9. "Oposição à remoção profiláctica dos terceiros molares (dentes do siso)". Base de dados da declaração de política. Associação Americana de Saúde Pública. 2016-05-12. Arquivado do original em

2018-12-02. Recuperado em 2016-05-12.

10. Hollins C (2008). Levison's Textbook for Dental Nurses. Wiley. ISBN 978- 1-4051-7557-9.

11. Hupp JR, Ellis E, Tucker MR (2008). Contemporary oral and maxillofacial surgery (5th ed.). St. Louis, Mo: Mosby Elsevier. ISBN 9780323049030.

12. Speers RD, Brands WG, Nuzzolese E, Smith D, Swiss PB, van Woensel M, Welie JV (dezembro de 2008). "Prevenir o envolvimento de dentistas na tortura: a história do desenvolvimento de uma nova declaração internacional". Jornal da Associação Dentária Americana. **139** (12): 1667-1673.

13. C. Thomas Gualtieri (2002). Brain injury and mental retardation: psychopharmacology and neuropsychiatry (Lesão cerebral e atraso mental: psicofarmacologia e neuropsiquiatria). Lippincott Williams & Wilkins. ISBN 9780781734738.

14. Sarikov R, Juodzbalys G (2014-12-29). "Lesão do nervo alveolar inferior após a extração do terceiro molar inferior: uma revisão da literatura". Jornal de Pesquisa Oral e Maxilofacial. **5** (4):

15. Malden NJ, Maidment YG (agosto de 2002). "Lesão do nervo lingual após a remoção dos dentes do siso - uma auditoria retrospetiva de 5 anos de uma prática odontológica de rua". British Dental Journal. **193** (4): 203-205.

16. "Gestão de doentes dentários que tomam anticoagulantes ou fármacos antiplaquetários" (PDF). Programa escocês de eficácia clínica dentária. Arquivado (PDF) do original em 2017-03-28. Recuperado em 2016-11-22.

17. Lodi G, Azzi L, Varoni EM, Pentenero M, Del Fabbro M, Carrassi

A, et al. (fevereiro de 2021). "Antibióticos para prevenir complicações após extrações dentárias". A base de dados Cochrane de revisões sistemáticas. **2021** (2): CD003811.

18. Juodzbalys G, Daugela P (julho de 2013). "Impactação do terceiro molar mandibular: revisão da literatura e proposta de classificação". Jornal de Pesquisa Oral e Maxilofacial. **4** (2): e1.

19. Renton T (junho de 2013). "Atualização sobre a coronectomia. Uma forma mais segura de remover terceiros molares mandibulares de alto risco". Atualização dentária. **40** (5): 362–368. doi:10.12968/denu.2013.40.5.362.

20. Renton T (outubro de 2013). "Cirurgia oral: parte 4. Minimizar e gerir lesões nervosas e outras complicações". British Dental Journal. **215** (8): 393–399. doi:10.1038/sj.bdj.2013.993.

21. "Gestão de pacientes dentários que tomam anticoagulantes ou medicamentos antiplaquetários" (PDF). Arquivado (PDF) do original em 2017-03-28. Recuperado em 2016-11-22.

22. António N, ed. (2007). Oral histology: development, structure, and function (7ª ed.). St. Louis, Mo: Mosby. ISBN 9780323045575.

23. Gheisari R, Resalati F, Mahmoudi S, Golkari A, Mosaddad SA (agosto de 2018). "Os diferentes modos de entrega de instruções pós-operatórias aos pacientes ajudam a reduzir os efeitos colaterais da extração dentária? Um ensaio clínico randomizado". Jornal de Cirurgia Oral e Maxilofacial. **76** (8): 1652.e1- 1652.e7.

24. Atchison KA, Black EE, Leathers R, Belin TR, Abrego M, Gironda MW, et al. (abril de 2005). "Um relatório qualitativo dos problemas dos pacientes e das instruções pós-operatórias". Jornal de Cirurgia Oral e Maxilofacial. **63** (4): 449-456.

25. Cho, H; Lynham, Aj; Hsu, E (dezembro de 2017). "Intervenções pós-operatórias para reduzir complicações inflamatórias após cirurgia de terceiro molar: revisão das evidências atuais". Jornal Dental Australiano. **62** (4): 412-419.

26. Emergency Dental Care Dental Clinical Guidance. Dundee: Dundee: Scottish Dental Clinical Effectiveness Programme (Programa escocês de eficácia clínica dentária).2007. pp. 10,12. ISBN 978-1-905829-04-0.

27. "Gestão de problemas dentários agudos" (PDF). Programa escocês de eficácia clínica dentária. 2013. Arquivado (PDF) do original em 2022- 02-04. Recuperado em 2022-01-25.

28. Moore PA, Hersh EV (agosto de 2013). "Combinando ibuprofeno e acetaminofeno para o controle da dor aguda após extrações de terceiros molares: traduzindo a pesquisa clínica para a prática odontológica". Jornal da Associação Dentária Americana. **144** (8): 898-908.

29. Bailey E, Worthington HV, van Wijk A, Yates JM, Coulthard P, Afzal Z (dezembro de 2013). "Ibuprofeno e / ou paracetamol (acetaminofeno) para alívio da dor após a remoção cirúrgica dos dentes do siso inferiores". A base de dados Cochrane de revisões sistemáticas (12): CD004624. doi:10.1002/14651858.CD004624.pub2. PMID 24338830. Arquivo arquivado do original em 2018-06-12. Recuperado em 2018-06-10.

30. ^ Peck MT, Marnewick J, Stephen L (2011). "Preservação do rebordo alveolar com leucócitos e fibrina rica em plaquetas: relato de um caso". Relatos de casos em odontologia. **2011**: 345048.

31. Khiste SV, Naik Tari R (2013). "Fibrina rica em plaquetas como

biocombustível para regeneração de tecidos". ISRN Biomaterials. **2013**: 1-6.

32. Irinakis T (dezembro de 2006). "Fundamentação para a preservação do alvéolo após a extração de um dente de raiz única quando se planeia a colocação futura de implantes" (PDF). Jornal. **72** (10): 917-922.

33. Fickl S, Zuhr O, Wachtel H, Stappert CF, Stein JM, Hürzeler MB (outubro de 2008). "Alterações dimensionais do contorno do rebordo alveolar após diferentes técnicas de preservação de alvéolos". Jornal de Periodontologia Clínica. **35** (10): 906-913.

34. Kumbargere Nagraj S, Prashanti E, Aggarwal H, Lingappa A, Muthu MS, Kiran Kumar Krishanappa S, Hassan H (março de 2018). "Intervenções para o tratamento de sangramento pós-extração". A base de dados Cochrane de revisões sistemáticas. **3** (5):

35. Kumbargere Nagraj S, Prashanti E, Aggarwal H, Lingappa A, Muthu MS, Kiran Kumar Krishanappa S, Hassan H (março de 2018). "Intervenções para o tratamento de sangramento pós-extração". A base de dados Cochrane de revisões sistemáticas. **3** (5):

36. Ramos E, Santamaría J, Santamaría G, Barbier L, Arteagoitia I (outubro de 2016). "Os antibióticos sistémicos previnem a cavidade seca e a infeção após a extração do terceiro molar? Uma revisão sistemática e meta-análise". Cirurgia Oral, Medicina Oral, Patologia Oral e Radiologia Oral. **122** (4): 403-425.

37. McCormick NJ, Moore UJ, Meechan JG (maio de 2014). "Hemostase. Parte 1: A gestão da hemorragia pós-extração". Atualização dentária. **41** (4): 290-2, 294-6.

38. Mitchell L, McCaul L, Mitchell DA (2009). Oxford handbook of

clinical dentistry (5ª ed.). Oxford: Oxford University Press.

39. Kumbargere Nagraj S, Prashanti E, Aggarwal H, Lingappa A, Muthu MS, Kiran Kumar Krishanappa S, Hassan H (março de 2018). "Intervenções para o tratamento de sangramento pós-extração". A base de dados Cochrane de revisões sistemáticas. John Wiley & Sons, Ltd. **3** (5): CD011930.

40. Yue Yi EK, Siew Ying AL, Mohan M, Menon RK (2021). "Prevalência de infeção pós-operatória após extração dentária: Um estudo retrospetivo". Jornal Internacional de Odontologia. **2021**: 6664311.

41. Kumbargere Nagraj S, Prashanti E, Aggarwal H, Lingappa A, Muthu MS, Kiran Kumar Krishanappa S, Hassan H (março de 2018). "Intervenções para o tratamento de sangramento pós-extração". A base de dados Cochrane de revisões sistemáticas. **3** (5):

42. Susarla SM, Blaeser BF, Magalnick D (maio de 2003). "Cirurgia do terceiro molar e complicações associadas". Clínicas de Cirurgia Oral e Maxilofacial da América do Norte. **15** (2): 177-186.

43. Pierse JE, Dym H, Clarkson E (janeiro de 2012). "Diagnóstico e gestão de complicações pós-extração comuns". Clínicas dentárias da América do Norte. **56** (1): 75-93, viii.

44. Sarikov R, Juodzbalys G (2014). "Lesão do nervo alveolar inferior após a extração do terceiro molar inferior: uma revisão da literatura". Jornal de Pesquisa Oral e Maxilofacial. **5** (4): e1.

45. Coulthard P, Kushnerev E, Yates JM, Walsh T, Patel N, Bailey E, Renton TF (abril de 2014). "Intervenções para lesão iatrogénica do nervo alveolar inferior e lingual". A Base de Dados Cochrane de Revisões Sistemáticas (4): CD005293.

46. Seigneur M, Cloitre A, Malard O, Lesclous P (26 de agosto de 2020). "Deslocamento das raízes dos dentes no seio maxilar: características e manejo". Jornal de Medicina Oral e Cirurgia Oral. **26** (3): Arquivado do original em 26 de fevereiro de 2022.Retrieved 25February 2022.

47. Kolokythas A, Olech E, Miloro M (2010). "Osteíte alveolar: uma revisão abrangente de conceitos e controvérsias". Jornal Internacional de Medicina Dentária. **2010**: 249073.

48. Daly, Blánaid Jm; Sharif, Mohammad O.; Jones, Kate; Worthington, Helen V.; Beattie, Anna (2022-09-26). "Intervenções locais para o tratamento da osteíte alveolar (alvéolo seco)". A base de dados Cochrane de revisões sistemáticas. **2022** (9):

49. Dodson T (março de 2013). "Prevenção e tratamento de alvéolos secos". Medicina Dentária baseada em evidências. **14** (1): 13-14.

50. Polat HB, Ay S, Kara MI (outubro de 2007). "Fratura da tuberosidade maxilar associada à extração do primeiro molar: relato de um caso". Jornal Europeu de Medicina Dentária. **1** (4): 256-259.

51. Ilhan O, Agacayak KS, Gulsun B, Koparal M, Gunes N (janeiro de 2014). "Uma comparação dos efeitos da metilprednisolona e do tenoxicam na dor, edema e trismo após a extração do terceiro molar inferior impactado". Medical Science Monitor. **20**: 147-152.

52. Barasch A, Cunha-Cruz J, Curro FA, Hujoel P, Sung AH, Vena D, et al. (abril de 2011). "Fatores de risco para osteonecrose dos maxilares: um estudo caso-controle do CONDOR dental PBRN". Jornal de Pesquisa Odontológica. **90** (4): 439-444.

53. Tavarez RR, Dos Reis WL, Rocha AT, Firoozmand LM, Bandéca MC, Tonetto MR, Malheiros AS (dezembro de 2013). "Extração

atraumática e instalação imediata de implantes: A importância da manutenção do contorno dos tecidos gengivais". Jornal de Saúde Oral Internacional. **5** (6): 113-118.

54. Syndesmotomy Arquivado 2021-01-19 no Máquina Wayback; medical- dictionary.the freedictionary.com; acessado em 2020-08-27

55. "Pelicano dentário para arrancar dentes, Europa, 1701-1800". sciencemuseum.org.uk. Trazido à vida. Arquivado do original em 4 de outubro de 2013. Recuperado em 18 de fevereiro de 2014.

56. Ribitzky G. "Toothkey". Arquivado do original em 23 de junho de 2018. Recuperado em 23 de junho de 2018.

57. Ribitzky G. "Fórceps". Arquivado do original em 23 de junho de 2018. Recuperado em 23 de junho de 2018.

58. Claude RP, Weston BH (2006). Human rights in the world community : issues and action (3ª ed.). Philadelphia: University of Pennsylvania Press.p. 91.

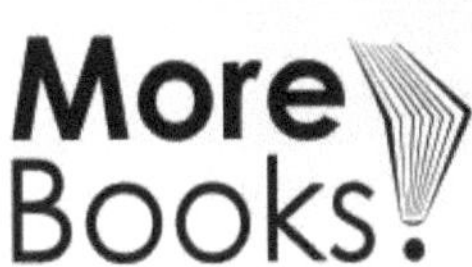

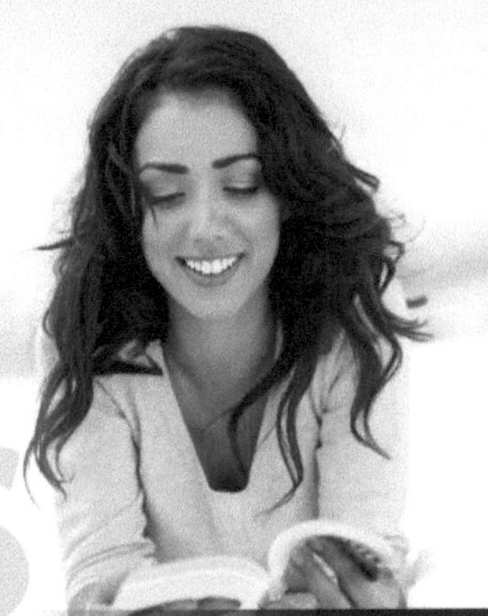

yes
I want morebooks!

Buy your books fast and straightforward online - at one of world's fastest growing online book stores! Environmentally sound due to Print-on-Demand technologies.

Buy your books online at
www.morebooks.shop

Compre os seus livros mais rápido e diretamente na internet, em uma das livrarias on-line com o maior crescimento no mundo! Produção que protege o meio ambiente através das tecnologias de impressão sob demanda.

Compre os seus livros on-line em
www.morebooks.shop

info@omniscriptum.com
www.omniscriptum.com

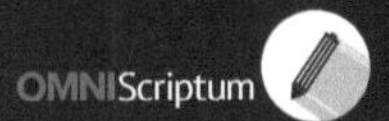